Dᴿ Pierre GUINEBAULT

De la Faculté de Médecine

de Paris

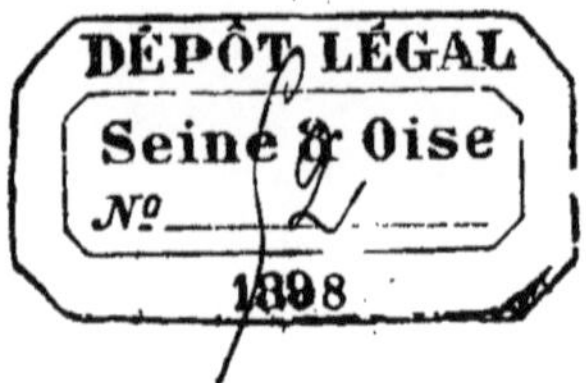

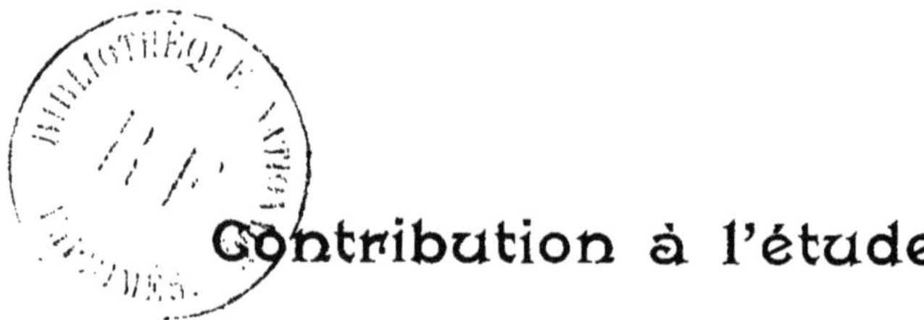

Contribution à l'étude

de la rétraction

DE

l'Aponévrose palmaire

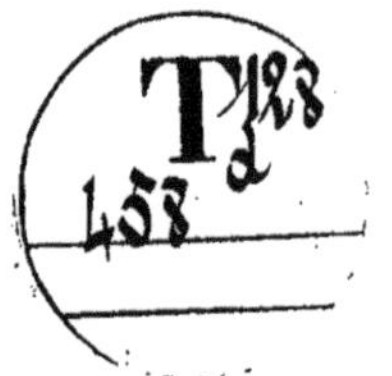

PARIS

Paul DELMA

29, rue des Boulangers

1897

Dr Pierre GUINEBAULT
De la Faculté de Médecine
de Paris

Contribution à l'étude
de la rétraction
DE
l'Aponévrose palmaire

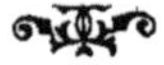

PARIS
Paul DELMAR
29, rue des Boulangers

1897

A LA MÉMOIRE DE MON PERE

A MA MÈRE

A MON FRÈRE ET A MA SŒUR

MEIS ET AMICIS

Avant de commencer ce travail qui clôture nos études médicales, nous tenons à nous acquitter d'un devoir que commande notre reconnaissance envers tous les maîtres qui nous ont prodigué leurs conseils et leur dévouement.

Que nos maîtres, MM. les docteurs Dayot, Aubrée et Regnault, de l'École de Rennes, daignent agréer l'hommage de notre bon souvenir.

Nous tenons à remercier particulièrement M. le docteur Moizard de la bienveillance qu'il nous a témoignée pendant notre stage à l'hôpital Trousseau.

Que M. le professeur Tillaux, qui a bien voulu nous faire l'honneur d'accepter la présidence de notre thèse inaugurale, daigne agréer l'hommage de notre profonde reconnaissance.

CONTRIBUTION A L'ÉTUDE

DE LA

RÉTRACTION DE L'APONÉVROSE

PALMAIRE

La rétraction de l'aponévrose palmaire est encore appelée maladie de Dupuytren, du nom du célèbre chirurgien français qui, le premier, en donna une description parfaite et attira l'attention sur la nature et le siège de ses principales lésions. Cette affection si singulière et pourtant si fréquente, a éveillé de tout temps, au suprême degré, la sagacité des cliniciens; toutefois, en compulsant les nombreux mémoires publiés sur cette question, on constate que c'est seulement dans le courant de notre siècle qu'elle fut l'objet des travaux les plus dignes d'intérêt,

HISTORIQUE

Avant d'aborder l'étude clinique de notre sujet, nous croyons utile, indispensable même de tenter une excursion rapide dans le domaine de la bibliographie et de tracer en quelques lignes succinctes l'historique de la maladie.

C'est le chirurgien anglais Astley Cooper (1) qui semble avoir été un des premiers auteurs qui se soit occupé sérieusement de la question. Il avait pensé que, peut-être, l'affection était occasionnée par la rétraction, le raccourcissement de l'aponévrose palmaire ; mais, comme son opinion ne reposait pas sur une base démonstrative, il ne crut devoir l'avancer qu'à titre de pure hypothèse.

A peu près à la même époque, deux chirurgiens français, Boyer (2) et Bonnet ne virent dans la flexion permanente des doigts que la manifestation d'un état de contracture des muscles fléchisseurs et de leurs tendons, aussi avaient-ils appelé la maladie *crispatura tendinum*.

1. Astley Cooper. — On Dislocations and fractures of the joint — traduction de l'Anglais par Chassaignac et Richelot.

2. Boyer. — Traité des maladies chirurgicales, t. xɪ, 1831.

Mais, en réalité, c'est à Dupuytren (1) que revient l'honneur d'avoir insisté sur le rôle de la rétraction de l'aponévrose palmaire dans la genèse de l'affection et d'avoir établi sur cette notion pathogénique une base thérapeutique qui devait guider toutes ses interventions.

Goyrand d'Aix n'admet pas les idées de Dupuytren et démontre, en s'appuyant sur une série de dissections, que l'aponévrose est intacte et que la flexion des doigts est engendrée par des cordons fibreux de nouvelle formation dont la majorité faisant suite à l'aponévrose palmaire vont s'insérer inférieurement à la gaine des tendons fléchisseurs et aux bords des premières phalanges (2). Un an avant lui, Velpeau, dans son anatomie chirurgicale avait émis une opinion analogue.

Sanson partage cet avis, mais, d'après lui, ces brides que Goyrand regarde comme accidentelles, ne sont autre chose qu'un épaississement des tractus que l'aponévrose palmaire envoie normalement à la peau de la paume de la main et aux téguments qui tapissent la face antérieure des premières phalanges. A l'état sain, ces prolongements aponévrotiques sont rudimentaires ; mais, sous l'influence du processus pathologique, ils s'épaississent pour constituer ces cordes fibreuses que Goyrand considère à tort comme

1. Dupuytren. — Transact. médic., t. xi, 1833. — Leçons orales de clinique chirurgicale de l'Hôtel-Dieu, t. iv, 1839.

2. Goyrand d'Aix. — Mémoire de l'Académie royale de Médecine p. 490-1833. — Gazette Médicale de Paris, 1835,

des tractus néoformés de toute pièce. C'est aussi la manière de voir de Nélaton.

Gerdy admet également l'altération du ligament palmaire. mais il y joint également celle de la peau et du tissu cellulaire sous-jacent qui ont certainement une part dans la déformation.

Malgaigne nie les lésions de l'aponévrose qui. d'ailleurs. sont incapables de déterminer la flexion des doigts.

Broca et P. Richet reviennent aux idées de Dupuytren et. à l'encontre de Malgaigne. insistent sur l'importance de la rétraction aponévrotique dans la genèse de l'affection.

Après eux, MM. Doyen et Variot en décrivant les modifications des tissus cutanéo-aponévrotiques et Madelung (1) en signalant la disparition initiale du tissu cellulaire souscutané et l'inflammation secondaire du tissu fibreux ont contribué aux progrès de la question qu'élucidèrent les dissections de MM. Fischer de Londres et P. Delbet sur lesquelles nous reviendrons ultérieurement.

Enfin. MM. Lancereaux et Noble Smith en insistant sur le rôle du système nerveux dans la pathogénie de la maladie de Dupuytren d'une part. et, d'autre part. Richet. Trélat, Buch, Lannelongue et Berger en indiquant les meilleurs procédés opératoires dans le traitement de cette

1. Madelung : Die Ætiologie ùnd die operative Behandlung der Dupuytrenschen Fingerverkrünnwùng. Berl. Klin, Wochenschrift, avril 1875,

affection ont singulièrement aidé à fixer nos connaissances sur ce chapitre de la pathologie que nous allons aborder dès maintenant.

SYMPTOMATOLOGIE

C'est généralement par l'annulaire que débute l'affection pour s'étendre ensuite aux autres doigts et surtout à l'auriculaire. Souvent aussi, c'est le petit doigt qui est pris le premier. C'est d'une façon tout-à-fait exceptionnelle que les doigts voisins sont pris, ordinairement les lésions se cantonnent aux deux derniers doigts.

Les altérations sont parfois symétriques, d'emblée, mais, il arrive plus souvent de voir la maladie ne se manifester qu'à une seule main ou apparaître successivement aux deux mains, les lésions étant ordinairement plus prononcées d'un côté que de l'autre. La caractéristique de l'affection, c'est la flexion permanente et progressive des doigts.

Quelquefois elle débute sans douleur, le plus souvent, cependant, elle s'annonce par une sorte de raideur dans la paume de la main s'accompagnant dans certains cas d'un degré de douleur plus marqué le soir après la fatigue de la journée. Cette douleur à caractère intermittent siège habituellement dans le creux de la main et irradie de là, vers la face antérieure de l'avant-bras; associée à la raideur que nous avons signalée plus haut, elle entraîne chez quelques sujets une certaine gêne fonctionnelle qui les détermine parfois à aller consulter un médecin.

Nous avons dit que la flexion permanente des deux derniers doigts était le caractère dominant de la maladie. La déformation est des plus caractéristiques et est constituée par une flexion plus ou moins accusée de la première phalange sur le métacarpien correspondant; la deuxième phalange est également fléchie sur la première, quant à la phalangette elle reste en extension.

La flexion de la première et de la deuxième phalange se fait insensiblement et progressivement et acquiert dans certains cas un degré tel, que la pulpe de la phalangette vient s'appliquer fortement par toute sa surface sur la paume de la main qu'elle déprime nettement.

L'extension est absolument impossible et les efforts faits pour amener le redressement du doigt fléchi restent complètement inutiles et entraînent souvent de la douleur.

Du côté des plis de flexion des doigts atteints de rétraction, l'on remarque la présence de brides saillantes soulevant fortement les téguments qui y adhèrent; ces brides tendues à la façon de cordes vis-à-vis des articulations phalangiennes partent de la partie inférieure de la paume de la main et vont se fixer à la face antérieure des deux premières phalanges.

Leur saillie est d'autant plus marquée que l'on cherche à redresser le doigt fléchi.

La peau qui y adhère présente à ce niveau des plis transversaux, et si l'on palpe attentivement ces brides fibreuses, il est fréquent de sentir disséminés sur leur trajet de petits nodules arrondis correspondant pour ainsi dire à autant de petits fibrômes.

La paume de la main est moins large que normalement, elle est légèrement excavée et comme rétractée suivant son diamètre transversal au point qu'elle ne peut s'étaler dans toute son étendue. L'abduction des doigts est limitée, quant aux autres troubles fonctionnels, ils consistent, comme nous l'avons déjà dit, en phénomènes douloureux généralement légers et intermittents et provoqués surtout par le redressement forcé des doigts fléchis.

La douleur est loin d'être un signe constant, car elle manque dans la majorité des cas et les malades s'en plaignent beaucoup moins que de la gêne qu'ils éprouvent dans l'exécution des travaux délicats de la main.

La rétractation aponévrotique peut s'observer au pied, mais d'une façon exceptionnelle. C'est l'aponévrose plantaire qui est atteinte dans ce cas, la déformation siège habituellement au gros orteil ou au deuxième orteil dont les premières phalanges sont fléchies et maintenues dans cette attitude par des brides fibreuses correspondant aux digitations du ligament plantaire.

DIAGNOSTIC

Le diagnostic de l'affection est des plus aisés. On ne confondra pas la rétraction de l'aponévrose palmaire avec les brides rétractiles consécutives à une cicatrice d'une plaie de la main ou d'une brûlure.

La rétraction des tendons fléchisseurs à la suite d'un phlegmon de la main et notamment d'un phlegmon des gaînes se reconnaîtra à la déformation des doigts en crochet déterminée par la flexion des dernières phalanges, alors que la maladie de Dupuytren est surtout caractérisée par l'extension de la phalangette sur la phalangine.

La griffe cubitale observée après la section du nerf cubital est reconnaissable à l'attitude des phalanges des deux derniers doigts par suite de la paralysie des muscles interosseux innervés par le nerf cubital et dont la fonction consiste à fléchir les premières phalanges et à étendre les deux dernières.

L'action prédominante des muscles antagonistes a pour

résultat de mettre la première phalange dans l'hyperextension et de fléchir les deux dernières.

D'où l'attitude en griffe caractéristique de la paralysie cubitale. Si à ce signe l'on joint l'atrophie des muscles interosseux et hypothénariens et l'altération des trois modes de la sensibilité localisée à la zone innervée par le nerf cubital, on voit combien l'erreur est difficile.

Les contractures des fléchisseurs ne sauraient être confondues avec la rétraction aponévrotique, car elles atteignent habituellement les quatre derniers doigts et cèdent facilement aux efforts de redressement exercés pendant l'anesthésie chloroformique.

La rétraction des doigts due à une altération des phalanges au voisinage de leurs articulations, se reconnaîtra par l'absence de la corde, la mobilité très nette du doigt fléchi et la constatation d'un foyer d'ostéite localisé en un point de la phalange.

Enfin, l'atrophie des muscles de la main correspondant au type Aran-Duchenne et observée dans l'atrophie musculaire progressive et la syringomyélie offre des caractères assez distincts qui ne permettent pas la moindre confusion.

L'attitude en griffe des doigts, l'atrophie des éminences thénar et hypothénar, l'excavation des gouttières inter-métacarpiennes, donnant à la main l'aspect d'une main de singe, sont des signes trop caractéristiques pour que nous ayons besoin d'insister sur chacun d'eux.

ÉVOLUTION

La maladie de Dupuytren a une marche lente mais progressive ; elle n'a nulle tendance à rétrocéder au point que l'intervention chirurgicale devient nécessaire et que le malade la réclame lui-même.

PRONOSTIC

L'affection en elle-même n'est pas grave en ce sens qu'elle ne peut compromettre la vie du sujet qui en est atteint ; mais, au point de vue fonctionnel, il en est tout différemment si nous nous rappelons que l'attitude des doigts en flexion permanente constitue une entrave sérieuse au jeu des doigts et aux délicates fonctions de la main. — Nous verrons ultérieurement à propos des interventions préconisées dans le traitement de cette affection, que ce pronostic se trouve singulièrement assombri par les nombreux échecs opératoires et les récidives fréquentes et vraiment décourageantes signalées par les chirurgiens.

P. G.

2

PATHOGÉNIE

L'étude de la pathogénie de cette affection est restée l'un des points les plus obscurs et les plus discutés de la question ; malgré les nombreux travaux parus sur ce sujet, les auteurs sont loin d'être d'accord et émettent les avis les plus contradictoires.

Boyer, dans son traité des maladies chirurgicales, désigne la maladie sous le nom de crispatura tendinum, il l'attribue a une contracture des fléchisseurs.

Sir Astley Cooper dans ses œuvres chirurgicales traduits de l'anglais par Chassaignac et Richelot (1837) (1) admet également la rétraction du tendon fléchisseur et de sa gaine : « Un doigt ou un orteil peut être entraîné peu à peu hors de sa position normale par la rétraction du tendon fléchisseur ou de sa gaine. »

Cette interprétation pathogénique est inacceptable ; en effet, s'il s'agissait, comme l'avancent ces auteurs, d'une

1. Sir **Astley** Cooper : On dislocations and fractures of the joint.

contracture des fléchisseurs, il y aurait une flexion de toutes les phalanges les unes sur les autres et on s'expliquerait difficilement l'extension de la phalangette sur la phalangine.

D'ailleurs, comment une contraction des fléchisseurs se localiserait-elle aux tendons des deux derniers doigts?

Dupuytren semble avoir été le premier auteur qui ait donné une explication satisfaisante de la pathogénie de la maladie qui porte aujourd'hui son nom.

Grâce à d'habiles et minutieuses dissections faites sur des cadavres atteints de rétraction palmaire, il crut devoir attribuer l'affection à une rétraction du ligament palmaire.

Avant d'exposer les résultats des dissections du célèbre chirurgien français, nous croyons utile de rappeler ici, en quelques lignes rapides, la disposition et la constitution anatomique de l'aponévrose palmaire.

L'aponévrose palmaire encore appelée ligament palmaire constitue un plan fibreux très résistant, recouvrant toute l'étendue de la paume de la main.

Dans son ensemble, elle affecte une forme triangulaire; sa petite extrémité correspondant au sommet du triangle semble être la continuation du tendon épanoui du petit palmaire et répond à la racine de la main, sa base élargie se divise en plusieurs faisceaux fibreux qui se fixent aux replis interdigitaux et à la base des premières phalanges des quatre derniers doigts.

Par sa face superficielle, l'aponévrose palmaire répond à la peau à laquelle elle adhère fortement à sa partie infé-

rieure; par sa face profonde, elle recouvre les muscles thénariens et hypothénariens ainsi que les vaisseaux et nerfs
qui sillonnent la paume de la main.

Les anatomistes, pour en faciliter l'étude, la divisent en
trois portions ; une portion moyenne plus épaisse, plus facile
à isoler, une portion interne tapissant les muscles de l'éminence hypothénar et une portion externe recouvrant l'éminence thénar.

a) *Aponévrose palmaire.* — L'aponévrose palmaire
moyenne au ligament palmaire proprement dit a une forme
triangulaire, son extrémité étroite se confond avec le ligament annulaire antérieur du carpe, sa base, c'est-à-dire sa
partie élargie répond à la racine des quatre derniers doigts.

Supérieurement, elle se continue avec le tendon du palmaire grêle dont elle semble être une expansion; inférieurement, elle se fixe aux phalanges en offrant pour le passage des vaisseaux et des tendons une disposition spéciale
que nous allons étudier.

Deux ordres de fibres constituent l'aponévrose palmaire,
les unes sont longitudinales, les autres ont une direction
transversale.

Les fibres longitudinales sont les plus nombreuses, elles
semblent être la continuation des fibres tendineuses du palmaire grêle; à mesure qu'elles se rapprochent de leurs
insertions inférieures, elles s'écartent, deviennent moins
denses et au niveau des articulations métacarpo-phalangiennes, elles se dissocient en huit languettes parfaitement dis-
tinctes destinées aux quatre derniers doigts. Ces languettes

s'insèrent aux faces latérales de l'extrémité postérieure des premières phalanges à l'index, du médius, de l'annulaire et de l'auriculaire.

D'autres fibres longitudinales placées superficiellement sont destinées à la peau où elles s'insèrent à un centimètre de la racine des doigts.

Maslieurat-Lagemard a décrit des fibres qui iraient se fixer à la face profonde des téguments interdigitaux.

Des fibres placées plus profondément vont s'insérer aux bords des métacarpiens, aux ligaments des articulations métacarpo-phalangiennes et à l'aponévrose interosseuse.

Plus bas, les fibres terminales du ligament palmaire aboutissent aux gaînes fibreuses des tendons, à la peau qui les recouvre et peut-être aussi aux tendons extenseurs.

Les fibres transversales sont moins nombreuses que les fibres longitudinales. Elles sont surtout apparentes au niveau de l'extrémité inférieure des métacarpiens. Elles s'entrecroisent avec les fibres longitudinales et forment avec celles-ci au voisinage des articulations métacarpo-phalangiennes sept arcades, dont quatre (arcades digitales) répondent à la racine des doigts et trois aux espaces interdigitaux (arcades interdigitales).

Les arcades digitales donnent passage aux tendons fléchisseurs des doigts ; les arcades interdigitales livrent passage aux tendons des muscles lombricaux, aux artères collatérales des doigts, aux veines et aux nerfs satellites.

b) Aponévrose hypothénar. — Elle est beaucoup moins épaisse que l'aponévrose moyenne ; elle s'insère au pisiforme

et au bord interne du cinquième métacarpien et va se conti
nuer en dehors avec le ligament palmaire.

Superficiellement, elle est tapissée par le muscle cutané
palmaire qui la sépare de la peau ; elle recouvre les muscles
de l'éminence hypothénar auxquels elle forme une gaîne peu
résistante.

c) *Aponévrose thénar*. — Très mince également, elle en-
gaîne les muscles de l'éminence correspondante qu'elle sépare
des téguments superficiels.

En dehors, elle prend ses insertions sur le scaphoïde, sur
le trapèze et le bord externe du premier métacarpien.

En dedans, elle se continue avec le ligament palmaire.

Du point de jonction des deux aponévroses thénar et hypothénar au ligament palmaire se détachent profondément
deux cloisons fibreuses dont l'une externe va se fixer sur le
bord antérieur du troisième métacarpien et l'autre interne
s'insère au bord antérieur du cinquième métacarpien.

Ces deux cloisons antéro-postérieures divisent ainsi la loge
sous-aponévrotique en trois compartiments, un moyen pour
le passage des tendons fléchisseurs, un externe réservé aux
muscles thénariens et un interne pour les muscles de l'éminence hypothénar.

Cette disposition de l'aponévrose palmaire nous permet
d'en déterminer à l'avance son rôle fonctionnel. Lorsqu'elle
est tendue, elle constitue une sorte de pont fibreux servant
d'appareil de contention pour les tendons fléchisseurs et les
muscles qui bordent la paume de la main. En passant au-
devant des vaisseaux et des nerfs qui sillonnent le creux de

la main, elle joue aussi le rôle de membrane protectrice à
leur égard ; enfin, par sa résistance, elle a également pour
objet d'empêcher la concavité de la main de s'effacer sous
l'influence de la pression et c'est encore dans ce sens qu'elle
doit être considérée comme un organe protecteur des vaisseaux et des nerfs de la paume de la main.

Nous avons dit que Dupuytren était le premier qui avait
attiré l'attention des chirurgiens sur le rôle des lésions de
l'aponévrose palmaire dans la genèse de la maladie qui nous
occupe.

En effet, sur un vieillard qui venait de succomber et qui,
depuis longtemps, était atteint d'une rétraction des doigts de
la main, Dupuytren procéda à une dissection minutieuse
des différents plans qui constituent la paume de la main. La
peau ayant été enlevée dans toute l'étendue de la région et
de la face palmaire des doigts, les plis qu'elle offrait dispa-
rurent totalement ; pour Dupuytren, ces plis devaient être
dus à un obstacle sous-jacent.

Il continua alors sa dissection, et s'aperçut que le ligament palmaire mis à nu était tendu et rétracté.

De sa partie inférieure, il vit partir des cordons fibreux
qui se rendaient sur les parties latérales des doigts rétractés
et qui semblaient constituer le principal obstacle au redressement du doigt. Il coupa alors ces cordes fibreuses et bientôt les doigts fléchis se redressèrent sous le moindre effort

Il remarqua l'intégrité des tendons et de leurs coulisses ;
enfin, la dissection poursuivie plus loin permit de constater
que les articulations phalangiennes et métacarpo-phalan-

gicnnes étaient intactes. que les os, les synoviales et les car-
tilages étaient indemnes des moindres lésions.

Dupuytren en conclut tout naturellement que l'origine
de l'affection était dans une tension exagérée de l'aponévrose
palmaire. Mais. il s'agissait alors de déterminer la cause
déterminante de semblables lésions.

Selon Dupuytren. elles étaient occasionnées par une con-
tusion répétée de l'aponévrose par suite du contact trop pro-
longé d'un corps dur avec la paume de la main, comme le
marteau. la pioche, la rame. le fouet, etc... A l'appui de cette
manière de voir, il cite le cas d'un marchand de vins attein
de rétraction palmaire et dont l'occupation journalière con-
sistait à percer des futailles avec un poinçon ou à gerber
des pièces de vin. Témoin encore le cas de ce cocher qui.
sans cesse. « faisait jouer son fouet sur le dos de ses hari-
delles », ou de cet homme de cabinet qui mettait un soin
particulier à cacheter ses dépêches avec de la cire à l'aide
d'un cachet dont le manche arrondi pressait fortement la
paume de la main.

Pour Goyrand (1) d'Aix. la maladie est bien due à une
rétraction des tissus fibreux. mais la lésion. au lieu de s'é-
tendre à toute l'aponévrose palmaire. comme l'avait enseigné
Dupuytren. se localise aux fibres qui vont s'insérer à la
gaine des fléchisseurs et aux bords de la phalange correspondante. c'est à ces fibres très développées pathologique-

(1) Goyrand d'Aix : Mémoires de l'Académie royale de Médecine
(1834).

ment que cet auteur fait jouer un rôle capital dans la pathogénie de la maladie.

D'après Gerdy, la maladie est bien due à la rétraction du
ligament palmaire, mais l'altération ne siège pas seulement
sur les tissus fibreux, le tissu cellulaire sous-cutané et les
téguments superficiels sont également pris et ne sont pas
sans contribuer puissamment à la production des déforma-
tions.

A l'exemple de Dupuytren, Gerdy, dans sa Chirurgie pratique, fait intervenir le traumatisme dans la genèse de l'affection, mais il y joint également le rôle de l'inflammation
chronique. C'est aussi l'opinion de Goyrand qui, cependant,
paraît moins affirmatif lorsqu'il dit : « Mais les maîtres
« d'armes ne sont pas habituellement ambidextres, les
« cochers tiennent le fouet d'une seule main et, cependant,
« chez cet homme (malade de Dupuytren) les deux mains
« étaient affectées ». Il cite encore le cas d'un économe
d'hôpital qui ne se livre depuis 20 ans qu'à des travaux de
cabinet et qui, malgré cela, avait une rétraction de l'aponévrose palmaire.

Pour Goyrand, le traumatisme a certainement un rôle
important dans la production de la maladie bien qu'il puisse
manquer dans certains cas ; mais il n'est qu'une cause occa-
sionnelle agissant chez les sujets prédisposés de par l'héré-
dité ; et, à l'appui de son assertion, il invoque le cas du
père de cet économe, cité plus haut, qui avait également
une rétraction palmaire très prononcée. C'est aussi l'avis de
Menjaud.

Richet partage les idées de Gerdy et reconnaît avec cet auteur l'altération de l'aponévrose et des téguments qui la tapissent superficiellement.

Pour Fort, l'opinion de Dupuytren est trop restreinte, l'altération s'étend à tous les tissus qui ont pour base la fibre albuginée.

Béhier de Saint-Malo et Adams insistent surtout sur l'influence du rhumatisme et de la goutte comme causes prédisposantes. C'est aussi l'opinion de M. Polaillon : « Si l'on cherche, dit-il, à se rendre compte de la nature de la maladie que nous venons de décrire, on arrive à cette conclusion qu'elle paraît dépendre d'un processus inflammatoire chronique localisé dans ce plan fibreux et résistant qui double les téguments de la face palmaire. Les contusions violentes ou les pressions répétées, portant leur action sur cette couche fibreuse, sont tout à fait propres à y développer une inflammation lente sous l'influence de laquelle les faisceaux fibro-celluleux qui se rendent aux doigts s'hypertrophient. Lorsque les mouvements de la main sont devenus possibles par suite de la cessation des douleurs du traumatisme si les faisceaux fibreux ont pris un développement pathologique suffisant pour s'opposer à l'extension complète des doigts, le principe de la maladie existe à partir de ce jour, ses progrès sont lents, mais continus. Chez les sujets prédisposés, les traumatismes ne sont pas toujours nécessaires. La rétraction spontanée de l'aponévrose palmaire est alors une manifestation de la diathèse arthritique. »

M. Lancereaux fait ressortir également le rôle de la dia-

thèse arthritique, lorsqu'il écrit : « La rétraction palmaire
se rencontre chez des individus dont les ascendants sont
névropathes et coexiste le plus souvent avec les désordres
que nous rattachons à l'herpétisme; aussi, sommes-nous de
l'avis de Goyrand, Verneuil et autres auteurs qui attribuent
cette affection à un état diathésique contrairement aux asser-
tions de quelques chirurgiens qui tendent à faire jouer le
rôle principal à la profession et au traumatisme. »

L'opinion de Dupuytren sur le siège de la maladie avait,
comme on le voit, rallié la majorité des chirurgiens, toutefois, ces idées généralement admises furent violemment
combattues par plusieurs auteurs et notamment par Malgaigne lui-même qui alla jusqu'à nier la participation de
l'aponévrose palmaire dans la production de la rétraction.
Pour lui, le ligament palmaire s'arrête à la racine des doigts
et n'envoie aucun prolongement sur les phalanges; il ne peut
donc, en aucune façon, déterminer la flexion des doigts avec
lesquels il n'a aucune connexion.

D'après ce chirurgien, toute l'affection réside dans une
rétraction pure et simple de la peau. En 1875, Baùm, de
Dantzick émit la même idée.

Madelung pensait que la disparition du tissu cellulo-adi-
pieux constituait la lésion initiale de l'affection; secondaire-
ment, il y avait une inflammation chronique de la fibre
albuginée. L'âge et les traumatismes amènent la disparition
de la graisse qui protège les couches profondes contre la
pression; les tissus fibreux insuffisamment protégés s'en·

flamment, il y a hyperplasie consécutive, puis rétraction des cordons fibreux (1).

Nous ne dirons rien de l'opinion de Marchal de Calvi incriminant le diabète, la syphilis et le tabes, et considérant ces affections comme des facteurs étiologiques de première importance (2).

Enfin, plus récemment, Bieganski insistait sur les relations qui existent entre les lésions centrales du système nerveux et la rétraction des doigts, et à l'appui de son dire, il rapporte les résultats d'une autopsie concernant un sujet de soixante-dix ans atteint depuis plusieurs années d'une rétraction successive de l'annulaire et de l'index de la main gauche, puis du pouce de la main droite et des autres doigts consécutivement. Les recherches nécroscopiques montrèrent l'existence d'une leptoméningite chronique, d'une gliomatose périépendymaire et d'une légère poliomyélite antérieure. Il remarqua en outre une pigmentation très nette des cellules des cornes antérieures et, d'après lui, il y aurait lieu d'établir une relation étroite entre ces lésions des cornes antérieures et la déformation des doigts (3).

Nous croyons, pour notre part, que ces lésions centrales sont très rares dans l'affection qui nous occupe et qui se

1. Madelung: Die Œtiologie und die operative Behandlung der Dupuytren'schen Fingerverkrünmüng. Berl. Klin, Wochenschrift 12 et 19 avril 1875.

2. Recherches sur les accidents inflammatoires et gangréneux du diabète, 1864.

3. Deutsche Med. Wochens. N° 34.

développe indépendamment des altérations du système nerveux central ; nous pensons qu'il y a lieu de chercher dans
une autre interprétation la solution du problème pathogénique concernant cette singulière affection.

Ce qui frappe tout d'abord dans la maladie de Dupuytren,
c'est la localisation presque constante des lésions au niveau
des deux derniers doigts. Ce siège de l'affection dans une
zône nettement déterminée ayant une innervation propre
bien distincte de celle des autres doigts nous fait incliner
dans le sens d'une lésion nerveuse, et comme c'est le nerf
cubital qui tient sous sa dépendance l'innervation de cette
région. il est très logique de conclure à une lésion canton-
née aux fibres de ce tronc nerveux. Cette interprétation
d'ailleurs nous semble d'autant plus acceptable que tout l'ensemble symptomatique que nous avons décrit plus haut et
qui caractérise l'affection, plaide éminemment en faveur
d'une altération nerveuse ; nous voulons parler de la paralysie et de l'atrophie des deux derniers lombricaux et des
interosseux innervés par le cubital, des troubles de la sensibilité observés parfois dans la zône malade, des phéno·
mènes trophiques caractérisés par l'atrophie du derme, des
glandes sudoripares et par la disparition progressive du
tissu cellulo-adipeux qui, d'après Madelung constituerait la
lésion initiale de l'affection.

Toutes ces manifestations se traduisant chez un sujet issu
d'une souche névropathique ne doivent-elles pas être consi-
dérées plutôt comme des troubles trophiques sous la dépendance d'une lésion nerveuse périphérique que comme des

accidents inflammatoires occasionnés par un traumatisme répété comme le voulait Dupuytren.

Mais, quelle est la cause de cette lésion ? Le traumatisme seul est-il donc absolument indispensable à sa réalisation ? Non, loin de là ; car nous avons vu l'affection survenir aussi fréquemment à la main gauche qu'à la main droite, et chez des individus dont les travaux délicats permettait d'éliminer la cause trop souvent invoquée du traumatisme.

Nous pensons que cette lésion est purement d'ordre diathésique et que la diathèse arthritique prédisposant aux accidents névropathiques est une des conditions *sine qua non* de la production de la maladie.

ANATOMIE PATHOLOGIQUE

La longue discussion pathogénique dans laquelle nous venons d'entrer va nous permettre d'être bref sur ce chapitre.

Macroscopiquement, les lésions sont caractérisées par le plissement et la minceur des téguments qui adhèrent fortement à l'aponévrose, par la présence de tractus fibreux épaissis qui fixent la peau à l'aponévrose, par la résorption presque complète du tissu adipeux sous-cutané et l'épaississement notable du ligament palmaire qui est raccourci, rétracté et qui constitue une véritable corde tendue allant de la base des phalanges à l'extrémité des métacarpiens.

Ces altérations ont été signalées par MM. Variot et Doyen, et bien étudiées dans la thèse inaugurale de Costilhes (1).

Les lésions siègent principalement sur l'aponévrose palmaire, comme l'a montré Dupuytren.

M. Fischer de Londres et M. P. Delbet ont montré par d'habiles dissections le rôle de l'aponévrose palmaire dans le mécanisme de la déformation.

Ils ont signalé la présence de brides fibreuses allant du ligament palmaire à la base des phalanges et les fixant dans l'attitude vicieuse qui caractérise l'affection.

1. Costilhes. — Thèse de Paris, 1885.

De la partie inférieure de l'aponévrose palmaire, on voit partir, en effet, des prolongements fibreux qui vont aboutir à la face antérieure de l'extrémité inférieure des métacarpiens, puis d'autres tractus plus prononcés allant se rendre à la manière de cordes résistantes à la face antérieure et sur les côtés des première et deuxième phalanges au voisinage de l'articulation phalango-phalanginienne.

Quelques fibres se prolongeraient même jusqu'au tendon extenseur pour s'y insérer.

Généralement les tendons et les gaines tendineuses sont intacts; dans certains cas de lésions avancéescependant ont les a vus se déchirer sous les efforts de redressement.

Les ligaments des articulations métacarpo-phalangiennes et phalango-phalanginiennes sont quelquefois altérés et constituent parfois un obstacle sérieux au redressement des doigts.

L'examen microscopique des lésions a permis de constater l'atropie des éléments du derme, la raréfaction du tissu cellulo-adipeux et la disparition des glandes sudoripares.

M. Ch. Rémy a insisté sur les lésions de l'aponévrose palmaire. Des coupes de cette aponévrose colorées par le picrocarmin et montées dans la glycérine ont montré que les faisceaux fibreux étaient plus serrés et plus nombreux que normalement, mais que leur structure n'était pas modifiée.

Langhans, sur des opérés de Kocher, a vu une prolifération conjonctive très nette entre les fibres aponévrotiques qui seraient prises les premières.

TRAITEMENT

La diversité des opinions des auteurs sur la nature des lésions observées dans la maladie de Dupuytren, explique les différentes méthodes employées successivement dans le traitement de cette affection.

Pour ceux qui crurent à l'influence du traumatisme et à l'inflammation consécutive dans la genèse de la rétraction palmaire, il était tout indiqué de recourir à l'usage des antiphlogistiques qui devaient constituer le seul mode de traitement. On prescrivit des applications émollientes, des cataplasmes et l'usage de bains prolongés.

On recourut également aux onctions résolutives faites à l'aide de pommade iodurée, belladonée et d'onguent mercuriel.

Mais, en présence de l'inanité complète de ces différents modes de traitement, on résolut d'intervenir chirurgicalement.

On essaya d'abord le massage qui consiste à faire exécuter des mouvements d'extension et de flexion forcés et répétés

aux doigts malades ; puis, on décida d'intervenir plus effi-
cacement par la méthode sanglante.

Sir Astley Cooper semble avoir été un des premiers chirurgiens qui ait conseillé des débridements avec le bistouri :
« quand les gaines sont rétractées, dit-il, il n'y a rien à faire
pour le soulagement des malades, mais quand la rétraction
est due à l'aponévrose et que la bandelette contractée est
étroite, on peut avec avantage en faire la division avec un
bistouri étroit à travers une plaie très peu étendue des
téguments et placer le doigt sur une attelle pour le maintenir dans l'extension. »

Après lui, Dupuytren, ignorant sans doute les idées de
Cooper sur ce sujet, écrivait, dans ses Cliniques chirurgicales :

« Peut-être, en se livrant à des recherches, en trouvera-
t-on quelques descriptions dans les auteurs; mais, ma vie
entièrement consacrée à agir, ne m'a pas permis de les faire
toutes, et je serais heureux d'apprendre que ceux qui m'ont
devancé et qui ont écrit sur cette maladie, ont trouvé la
cause et le moyen à employer pour la guérir. »

Avant lui, les auteurs qui attribuaient la maladie à une
rétraction tendineuse préconisaient la section des tendons
fléchisseurs, sans résultat d'ailleurs; mais Dupuytren ayant
constaté que les lésions siégeaient dans l'aponévrose palmaire, il pensa que quelques débridements pratiqués à ciel
ouvert suffiraient pour permettre le redressement des doigts.

Au niveau des articulations métacarpo-phalangiennes des
doigts fléchis, il faisait une incision transversale de 10 lignes

d'étendue, puis il divisait successivement la peau, l'aponévrose rétractée et pratiquait ensuite le redressement du
doigt ; s'il éprouvait de la résistance, il faisait une seconde
incision vis-à-vis de l'articulation de la première et de la
deuxième phalange, et si le doigt restait encore fléchi, il en
pratiquait une troisième au milieu de la première. Il mettait ensuite une attelle dans le but de maintenir le redressement du doigt opéré.

Après Dupuytren, Goirand d'Aix, pour éviter les défauts
du procédé opératoire de son prédécesseur, divisait d'abord
longitudinalement la peau sur le trajet des brides rétractiles ; puis, il écartait les lèvres de l'incision, les détachait
des liens fibreux sous-jacents par la dissection et coupait les
brides transversalement. Il fixait ensuite les doigts dans
l'extension.

Richet, dans une de ses cliniques, donne la préférence à
la section sous-cutanée des brides aponévrotiques, c'est-à-
dire au procédé que tous les auteurs s'accordent à attribuer
à A. Cooper : « La section sous-cutanée, dit-il, est de beaucoup préférable au procédé de Dupuytren, et si on ne remé-
die que temporairement à la lésion, on a du moins l'avantage d'opérer sans aucun accident consécutif. »

Broca partage cet avis lorsqu'il dit : « Blandin proposa
la section sous-cutanée ; au moyen de cette méthode, il n'arrive jamais d'accident ; c'est elle que nous emploierons ici. »

Richet a modifié le procédé de Goyrand, en faisant une
incision longitudinale sur les cordes tendues et en prati-
quant à chacune de ses extrémités une incision perpendicu-

laire permettant d'obtenir ainsi deux lambeaux cutanés formant volets. Ce procédé qui permet de mettre à nu une plus large surface de l'aponévrose doit surtout être réservé pour les cas où les cordons fibreux sont trop nombreux et trop adhérents pour recourir à la simple méthode sous-cutanée.

Madelung a préféré le procédé qui consiste à tailler un lambeau cutané de forme triangulaire dont la base est tournée du côté de la racine des phalanges et qui offre l'avantage de mettre à découvert une assez grande surface du tissu fibreux à exciser.

MM. Buch et Lannelongue ont préconisé un mode de traitement analogue : la main malade étant en supination, on fait saillir par une légère traction sur les doigts fléchis les brides retractiles qui les maintiennent dans cette attitude vicieuse, puis on taille un lambeau en V renversé dont la pointe est tournée vers la racine des phalanges ; on dissèque la peau que l'on détache des adhérences profondes et on redresse le doigt en sectionnant successivement à des hauteurs différentes les tractus fibreux qui s'opposent au redressement. On suture ensuite les lèvres de la plaie qui prend alors la forme d'un Y. — Le professeur Trélat recourait dans la cure de cette affection à une méthode qui rappelle la méthode sous-cutanée tentée pour la première fois par Astley Cooper ; mais, quinze jours avant l'intervention, il conseillait d'appliquer chaque jour sur les parties malades une pommade ainsi composée :

Vaseline. . . . .   30 grammes
Teinture d'iode . . . .   2 grammes
Iodure de potassium . . . . .   10 grammes

Il recouvrait le tout d'ouate et d'imperméable fixé à l'aide d'une bande enroulée. La peau étant assouplie par ces onc-tions successives, il intervenait de la façon suivante : Ponc-tion de la peau au niveau du bord interne de la saillie pal-maire formée par la corde fibreuse à l'aide du ténotome aigu, puis introduction par l'orifice cutané ainsi pratiqué de la lame du ténotome mousse qu'on insinue entre les tégu-ments et les brides aponévrotiques ; après avoir coupé les brides qui unissent la peau à l'aponévrose, on redresse la lame de l'instrument dont le tranchant devient perpendicu-laire au tractus fibreux que l'on sectionne transversalement. Des craquements fins se font entendre et le redressement du doigt s'opère progressivement. Si on ne peut atteindre les faisceaux latéraux de la base des doigts, il faut pratiquer une seconde incision à leur niveau afin de sectionner les brides qui résistent. La main est ensuite fixée dans l'exten-sion à l'aide d'une attelle plâtrée appliquée sur la face dorsale.

Tous ces procédés cependant ne répondirent pas au ré-sultat que l'on en attendait ; efficaces dans les débuts de l'affec-tion, ils restaient le plus souvent sans effet dans les cas avancés. Malgré les sections successives des tractus fibreux faites suivant les méthodes exposées plus haut, le redresse-ment du doigt ne pouvait pas toujours être obtenu ou ne l'était que d'une façon très imparfaite, et dans les quelques cas où la difformité était corrigée, une récidive précoce nécessitait bientôt une intervention nouvelle.

En présence de l'insuffisance de ces résultats opératoires, M. le professeur Berger conseille de vastes opérations par la résection large de tous les tissus affectés de rétraction, c'est-à-dire de la peau et de l'aponévrose qui tapissent la paume de la main et la racine des doigts. Une fois le redressement des doigts obtenu, il comble ces larges destructions par des réparations autoplastiques suivant la méthode italienne, en prenant un lambeau sur la paroi abdominale au niveau de l'hypocondre.

Ce procédé radical nous parait être absolument indiqué lorsque la maladie est arrivée à une phase avancée et, mieux que toutes les autres méthodes conseillées jusqu'ici, il semble mettre le malade à l'abri de toute récidive ; aussi lui donnons-nous la préférence.

OBSERVATIONS

OBSERVATION 1 (Inédite)

Le nommé H. L...., 47 ans, menuisier, entré le 18 mai 1892 à à Lariboisière, salle Chassaignac. — Lit n° 21.

Antécédents personnels. — Le malade déclare avoir toujours joui d'une excellente constitution et n'avoir jamais fait de maladie, sauf une attaque de rhumatisme articulaire aigu généralisé ayant duré trois semaines et dont il a parfaitement guéri. Il était âgé de 18 ans lorsqu'il eut son atteinte rhumatismale.

Depuis un an seulement, il s'aperçoit que l'annulaire droit se fléchit lentement et progressivement sans en ressentir la moindre douleur ; les tentatives pour ramener le doigt dans l'extension restent vaines ; bientôt, deux mois après environ, il remarque que l'auriculaire du même côté subit la même inflexion sans qu'il soit possible de la corriger.

Cette attitude des deux derniers doigts est survenue spontanément et le malade ne se rappelle pas avoir éprouvé un traumatisme dans la région ayant pu expliquer l'apparition de la lésion.

La gêne qu'il ressentait de cette difformité décida le malade à entrer à l'hôpital Lariboisière où il fut admis dans le service de M. le professeur Berger.

Examen du malade. — Les deux derniers doigts de la main droite sont fortement fléchis, toutefois la flexion de l'annulaire est plus prononcée encore que celle du petit doigt dont la pulpe est distante d'environ 0.005 m/m de la paume de la main. L'annulaire est, au contraire, fortement appliqué contre la face palmaire au point que la pulpe du doigt marque son empreinte sur la paume de la main.

L'extension des deux doigts est impossible et fait saillir sous la peau qui est nettement adhérente une corde dure faisant une bride au-devant de l'articulation métacarpo-phalangienne. Cette corde limite l'exécution des mouvements et semble maintenir les deux doigts dans l'attitude si caractéristique que nous avons décrite dans la symptomatologie de l'affection ; la première phalange est fléchie sur le métacarpien, la deuxième s'infléchit sur la première et la phalangette reste en extension sur la deuxième phalange.

Le patient ne ressent aucune douleur que lorsque l'on veut redresser les doigts.

L'état général est bon. Il n'y a pas de sucre dans les urines. *Opération le 21 mai.* Le malade est endormi au chloroforme ; la bande d'Esmarch est appliquée sur tout le membre supérieur pour assurer l'hémostase du champ opératoire.

Après une antisepsie rigoureuse, M. le professeur Berger pratique une incision large qui circonscrit la totalité des parties malades ; la peau est disséquée malgré son adhérence profonde et l'aponévrose palmaire est mise à nu. Elle est excisée dans une large partie et les doigts sont facilement redressés,

La peau étant alors devenue insuffisante pour recouvrir toute l'étendue de la plaie, on procéda à l'application d'une greffe suivant la méthode italienne en prenant un lambeau sur l'hypocondre. Ce lambeau cutané qui était attenant à la région de l'hypochondre par un large pédicule qui assurait sa nutrition fut sectionné le 21e jour après l'opération, temps nécessaire pour permettre à la greffe de prendre une implantation solide sur toute la surface de la plaie opératoire.

Un appareil inamovible permit de fixer le bras contre le tronc et de maintenir la plaie de la main en contact permanent avec le lambeau abdominal fixé à l'aide de plusieurs points de suture aux lèvres de l'incision palmaire.

Le malade a parfaitement guéri et à la fin du mois, il quittait l'hôpital délivré de sa rétraction palmaire.

Nous l'avons revu trois mois après l'opération ; la cicatrisation de la plaie était aussi parfaite que possible ; la région opérée présentait un certain degré d'empâtement qui avait diminué considérablement lorsque nous avons revu le malade au bout d'un an environ. Les doigts sont restés dans l'extension et accomplissent assez librement leurs mouvements d'extension et de flexion. On ne sent plus de bride rétractible gênant l'exécution de ces mouvements.

OBSERVATION II (Inédite)

Le nommé P. F... âgé de 42 ans, employé de commerce entre à l'Hôtel-Dieu, Salle Saint-Landry, dans le service de M. le professeur Duplay, le 14 août 1897; il est atteint d'une double rétraction de l'aponévrose palmaire ayant déterminé la flexion des deux derniers doigts de chaque main. Toutefois les lésions semblent moins accusées à droite qu'à gauche où nous voyons les deux derniers doigts totalement accolés à la paume de la main.

La maladie aurait débuté sournoisement, sans le moindre phénomène douloureux et d'une façon progressive et lente les doigts auraient pris insensiblement l'attitude que nous constatons. C'est la gêne déterminée par la déformation qui a décidé le malade à venir à l'hôpital.

L'affection a commencé par l'auriculaire qui s'est infléchi le premier, puis l'annulaire a été pris consécutivement pour présenter bientôt le même degré d'inflexion que l'auriculaire.

Le début de la maladie remonte à seize mois environ et il n'y a, en réalité, que trois mois que les doigts présentent l'attitude que nous allons décrire.

La première phalange est infléchie presque à angle droit sur les métacarpiens, la deuxième phalange présente le même degré de flexion sur la première, et la dernière qui est en extension sur la deuxième applique sa pulpe sur la paume de la main.

L'extension des doigts est complètement impossible et les efforts faits pour rectifier l'attitude des doigts n'ont pour effet que d'exagérer la saillie formée par les brides fibreuses qui sont tendues comme des cordes au-devant des articulations métacarpo-phalangiennes et qui remontent assez haut sur la paume de la main. La peau est adhérente aux brides sous-jacentes. A la main droite, l'auriculaire est également plus fléchi que l'annulaire, mais le degré de flexion est beaucoup moins marqué qu'à gauche et les lésions semblent beaucoup moins avancées de ce côté.

La saillie des brides sous-cutanées est moins manifeste, la

peau est moins adhérente et l'attitude vicieuse des doigts peut être corrigée légèrement.

Etat général excellent. Le malade déclare avoir toujours joui d'une bonne santé. Il n'est ni alcoolique, ni syphilitique.

Les urines sont normales.

Le malade est opéré par M. Delbet, le 20 août, suivant le procédé indiqué par M. le professeur Berger.

Une incision étendue circonscrit la zone malade et toutes les parties atteintes de rétraction sont excisées, peau et aponévrose palmaire ainsi que les brides digitales qui limitent et s'opposent à l'extension des doigts. Après ces vastes débridements, les doigts fléchis se redressent sous le moindre effort.

Alors, M. Delbet procède à la taille d'un grand lambeau pris sur la paroi abdominale au niveau du flanc et qu'il laisse adhérent par un assez large pédicule destiné à assurer sa nutrition.

Il l'applique sur la plaie palmaire et le suture à l'aide de fils d'argent fins aux lèvres de l'incision.

Le bras et l'avant-bras sont immobilisés fortement contre le thorax et la paroi abdominale à l'aide de bandes plâtrées et un pansement antiseptique est interposé entre la main et la paroi abdominale au niveau de la plaie.

Le pansement fut renouvelé tous les quatre jours et le dix-huitième jour le plâtre fut enlevé et le lambeau abdominal fut détaché de la paroi par la section de son pédicule. Quelques fils d'argent permirent d'affronter les deux lèvres de la plaie palmaire et celles de la paroi abdominale au niveau de la section du pédicule du lambeau.

En enlevant le pansement de la main, on constata un léger degré de sphacèle du lambeau au niveau du bord interne de la main ; mais la plaie se cicatrisa néanmoins et les doigts se maintinrent dans l'extension ; quelques séances de massage leur donnèrent de la mobilité et firent disparaître l'empâtement et la raideur du début.

Nous avons vu le malade, il y a trois semaines, et il continue à se maintenir guéri.

CONCLUSIONS

Dans ce travail, nous avons voulu surtout montrer l'essence même de cette singulière affection qui, dans la majorité des cas, est constituée par un ensemble de phénomènes trophiques localisés le plus souvent dans la zone d'innervation du nerf cubital et tous sous la dépendance des altérations de ce tronc nerveux.

Nous avons insisté également sur la nécessité d'une intervention étendue dans les cas graves et qui consiste, comme l'a conseillé M. le professeur Berger, en de larges excisions des tissus rétractés avec restaurations autoplastiques consécutives suivant la méthode italienne. Nous croyons que c'est là le seul moyen radical de mettre le malade à l'abri des récidives désespérantes qui sont un des principaux caractères de la maladie de Dupuytren.